SUR

L'ART MÉDICAL

DISCOURS D'OUVERTURE

PRONONCÉ

à la séance publique de la Société impériale de Médecine de Bordeaux,

le 18 février 1862,

Par le Dr **Eugène BERMOND**, Président,

Chirurgien honoraire de l'Hôpital Saint-André de Bordeaux, ex-médecin en chef de l'Hospice des Vieillards, Membre correspondant de la Société royale de Médecine de Madrid, du Cercle Médico-Chirurgical de Bruxelles, ex-Vice-Président de la Société Chirurgicale d'Émulation de Montpellier

BORDEAUX

IMPRIMERIE GÉNÉRALE DE Mme CRUGY

rue et hôtel Saint-Siméon, 16.

1862

SUR

L'ART MÉDICAL

MESSIEURS ET CHERS COLLÈGUES,

Des éloges et des encouragements sont aujourd'hui prodigués au mouvement intellectuel qui anime la province. La Société impériale de Médecine de Bordeaux, jalouse de conserver le rang élevé qui lui fut toujours assigné parmi les sociétés médicales de France, a reçu pour sa part un redoublement de témoignages d'estime; loin d'en éprouver un sentiment de vanité, elle n'y trouve qu'un sujet d'émulation. L'empressement des savants de toutes les nations à disputer les prix que vous proposez chaque année est un hommage dont vous accueillez avec joie l'heureuse signification. D'intrépides pionniers de la science ont consacré des mémoires remarquables à la solution des questions ardues que vous aviez livrées à leurs méditations. Ils ont mérité les couronnes offertes à leur saint amour pour la science. C'est avec plaisir que, dans ce jour solennel, nous montrons ces couronnes toutes prêtes à orner des fronts anoblis déjà par l'auréole de l'intelligence. Nous avons encore la satisfaction de voir réunis autour de nous, dans cette fête annuelle de famille, ces hommes d'élite de la société bordelaise, qui, oublieux des fatigues du jour ou des soins de leurs plaisirs, n'ont écouté que l'impulsion de leur goût pour tout ce qui est du ressort des plus belles facultés de notre organisation.

Nous le constatons avec un regret bien légitime : l'éclat de cette solennité souffre de l'absence de la plupart de nos premières autorités, que d'autres devoirs retiennent en ce moment aux grandes assemblées de l'État. Si nos fauteuils d'honneur ne sont pas tous occupés, il nous reste un dédommagement bien précieux. Des fonctionnaires d'un rang élevé, des représentants illustres de la magistrature, du barreau et des corps savants de notre cité sont venus donner le gage de l'insigne faveur qu'ils accordent aux intérêts de la science. Celle que nous cultivons, Messieurs et chers collègues, semblerait avoir le droit de captiver tous les esprits, puisqu'elle embrasse tous les objets de l'univers dont l'homme est le centre; malheureusement, elle est invinciblement liée aux maux qui affligent l'humanité, et ce souvenir toujours importun est un motif pour en diminuer les charmes. Que mes auditeurs se rassurent pourtant! Il me serait certes difficile de sacrifier aux Grâces, bien qu'Esculape soit le fils d'Apollon; mais il est des questions générales qui peuvent s'affranchir de l'austérité de la forme, se préserver de l'obscurité du langage technique, et dont l'appréciation appartient de droit à ce public éclairé qui me fait l'honneur de m'entourer, et dont je sollicite l'indulgence.

La nature entière semble avoir été faite pour l'homme; lui seul en est le spectateur intelligent, le conquérant et le maître après Dieu. Lui seul sait l'utiliser au profit de ses besoins physiques, de ses plaisirs intellectuels. Partout l'art vivifie, embellit, féconde ou subjugue la nature. Les fleuves sont dirigés dans leur cours, les mers et leurs sables mouvants contenus, etc. Ce pouvoir de l'art sur la nature morte, l'homme a su l'appliquer aux forces qui régissent sa propre organisation. Dans l'enfance des sociétés, il n'avait, pour se défendre des maladies, d'autres ressources que les mouvements salutaires et spontanés de ce qu'on appelle encore aujourd'hui la *nature médicatrice.* Plus tard, il en étudia les lois, les influences qu'elle peut subir, et parvint ainsi à l'aider dans son insuffisance, à la corriger dans ses écarts ou tendances funestes, à la suppléer dans son inertie. L'art médical fut créé.

C'est de l'*art médical* que je me propose de vous entretenir au point de vue de *sa réalité* et de *sa puissance.*

Il me serait difficile de parler de la puissance de l'art, objet de nos ardentes aspirations, sans opposer à la grandeur des succès accomplis la grandeur des problèmes dont il cherche encore la solution; toutefois, l'abandon des prétentions excessives n'obscurcit pas l'éclat des titres qui servent à sa recommandation. Est-il besoin de relever leur évidence pour la chirurgie? Le vulgaire, justement émerveillé, s'incline devant les démonstrations matérielles; il garde sa méfiance ou son incrédulité pour les procédés artistiques où l'application de notre main fait place à celle de notre intelligence.

Nous devons l'avouer, la puissance de l'art dans la guérison des maladies est souvent exposée à être méconnue. Son alliance intime avec les efforts médicateurs de la nature jette plus d'une fois la confusion et le doute sur la part d'honneur qui revient à l'action de l'une ou de l'autre; les médecins naturalistes ont singulièrement amoindri ou même nié celle de l'art. Toutes les maladies, disent-ils, suivent une marche régulière, et arrivent d'elles-mêmes à la guérison en vertu d'une force bienfaisante qui lutte contre le mal; parfois aussi, ajoutent les frondeurs, contre les faux systèmes et les mauvais médecins. Ils oublient, hélas! combien de fois ce génie tutélaire est en complicité flagrante avec des actes morbides ou dangereux.

La nature! quel abus n'a-t-on pas fait de son nom pour contester ou renier les bienfaits de l'art? Elle fut puissante, sans doute, sous le ciel heureux de la Grèce, au temps où vivait Hippocrate. Elle l'est encore, de nos jours, chez ces robustes enfants du désert qui promènent leurs tentes dans les plaines africaines. L'énergie de leur santé dépend de leur vie sauvage et frugale. Devons-nous féliciter ces races barbares d'échapper aux besoins et même aux excès de notre civilisation? Il faudrait plutôt les en plaindre, si nous nous souvenons des belles pároles prêtées par Plutarque à l'homme du premier âge, qu'il fait ressusciter! Par un bienfait du ciel, la civilisation, en favorisant les progrès des sciences, place les secours à côté du danger, et guérit les maux dont elle nous fait expier toute jouissance nouvelle. D'ailleurs, que l'on soit barbare ou civilisé, la nature a toujours besoin de l'art. Lui donner sa confiance exclusive, n'est-ce pas imiter le paysan d'Horace :

Rusticus expectans dùm defluit amnis.

Dans combien de circonstances ne voyons-nous pas la nature médicatrice tomber en défaut et abandonner à l'art la prééminence?

Soit une hémorrhagie du poumon ou d'un autre organe! La vie s'échappe à flots avec le sang : *Vitam cum sanguine fudit*, a dit Virgile pour le fils blessé de Priam. — Il faut à tout prix, et au plus vite, suspendre ou détourner le cours de ce fluide précieux. Armé de moyens d'une efficacité sûre et rapide, le médecin ramène la vie que la nature était impuissante à retenir.

Soit encore un accès de fièvre pernicieuse! Il est le précurseur certain d'un autre accès inévitablement mortel. Le quina, donné à l'heure propice, lutte de promptitude et d'énergie contre le mal, et lui arrache sa victime.

Pourquoi vous offrirais-je d'autres exemples de l'insuffisance de la nature livrée à ses propres forces? L'intervention heureuse de l'art est inscrite dans toutes les cases de l'immense échiquier pathologique. Je ne saurais ni ne voudrais ici le parcourir. Souffrez, cependant, que je dérobe au silence deux grandes conquêtes thérapeutiques de ce siècle : les *inhalations anesthésiques* et les *injections d'iode dans les grandes cavités du corps*. Le vieillard de Cos disait de l'opium : *Divinum opus sedare dolorem*. Dans quels termes devons-nous glorifier l'éther et le chloroforme, dont l'inhalation supprime la sensibilité, même au milieu des opérations les plus cruelles de la chirurgie? Retenir ainsi la vie en quelque sorte morcelée, indécise, dans l'effrayante pénombre de la mort! Le succès pouvait seul absoudre une pareille audace. Il n'a pas fallu un moindre courage pour verser des flots de liquide irritant dans les grandes séreuses de la poitrine, de l'abdomen et de l'étui cérébro-spinal, pour oser exposer nos organes les plus délicats à un contact si plein de périls. Des hydropisies jusque-là incurables ont été vaincues. La science réclamait avec une juste sollicitude des gages de sécurité contre ces entreprises redoutables : elle les a obtenus, grâce aux travaux dont vous avez donné, il y a trois ans, le signal et la récompense.

Si je me suis élevé contre l'exagération des naturistes, c'est à la condition d'éviter le défaut que reprochait Horace aux poètes de son temps :

In vitium ducit culpæ fuga.

Je le proclame volontiers et hautement : on ne saurait jamais s'attranchir du concours de la nature; ses ressources nous étonnent dans les cas les plus désespérés; mais, ne l'oublions pas, les services qu'elle reçoit de l'*art* sont aussi variés qu'importants.

De quels moyens dispose la médecine pour défendre les graves intérêts qui lui sont confiés?

Le Créateur, dans sa bonté, a voulu qu'une foule de substances précieuses fût mise entre nos mains pour la conservation de son plus bel ouvrage. L'écorce du Pérou nous donne un pouvoir souverain contre cette légion nombreuse de maladies qui ont pour base l'intermittence. Avec la digitale, nous modérons à volonté les battements du cœur, ce balancier délicat de la vie. La poudre du métal qui préside à l'industrie nous sert à donner l'activité et la couleur vermeille au sang appauvri de la femme chlorotique; d'autres métaux, placés sous nos ordres, modifiés par nos soins, poursuivent, neutralisent les impuretés et venins qui circulent dans les veines. Que dis-je! nous avons transformé les poisons les plus violents en nos meilleurs remèdes. Ils avaient donné la mort, ils répandent la vie! Ce serait un labeur immense que de passer en revue les trésors dont nous ont enrichis les trois règnes de la nature. Enfin, dans sa libéralité infinie, la terre ouvre son sein, et fait jaillir les eaux minérales, agents admirables et mystérieux, puissantes ressources offertes aux maladies chroniques et constitutionnelles, dernier refuge protecteur contre les maux rebelles ou négligés.

L'énergie renommée de ces agents salutaires a fini par faire oublier, en leur honneur, la main savante, seule capable de les utiliser. Qui donc protégera l'art contre les flots capricieux de l'opinion? Tantôt on l'accuse d'usurper mensongèrement l'action toute-puissante de la nature, tantôt on fait trôner à sa place l'efficacité expérimentale de ses agents.

Si le hasard nous a fait don de spécifiques précieux, c'est au génie de l'homme que Dieu a confié le soin d'en étendre et d'en multiplier les bienfaits. Le chantre des mois a dit:

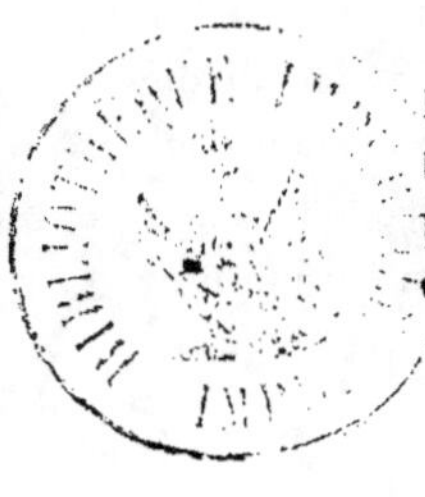

La nature, semblable à l'antique Protée,
D'obstinés curieux veut être tourmentée;
Elle aime les efforts des mortels indiscrets;
C'est l'importunité qui ravit ses secrets.

Quel serait, en effet, le sort de nos meilleurs remèdes sans la pensée qui en gouverne l'emploi? Écoutez les empiriques! Ils vous diront : Quel prix retirez-vous de ces immenses travaux, ornement et gloire de la science médicale? A quoi bon fouiller avec le scalpel le plus délié les profondeurs et les magnificences de l'organisation humaine, ce chef-d'œuvre de la création? Pourquoi tant de soins et d'ardeur pour dérober à la vie ses mystères? Pourquoi ces patientes, ces infatigables études sur les phénomènes et la marche des maladies! Est-il besoin des lumières de l'anatomie pour opposer à un mal de cause inconnue un remède dont le mode d'action n'est pas moins ignoré?... Ah! Messieurs, ceux qui tiennent un pareil langage ont jeté un bien faible regard sur le vaste horizon de notre art! Ils ne savent donc pas que la constitution de l'homme, avec ses organes et les forces qui les animent, est la base première de nos connaissances, l'objet incessant de nos méditations, la pensée inspiratrice qui domine tous nos actes. Rien n'est inutile dans la contemplation de ces rouages dont la merveilleuse complication nous fait admirer davantage l'harmonie de l'ensemble et l'unité grandiose du but assigné par le Créateur. Le détail le plus insignifiant a son importance. Galilée, interrogé par les fontainiers de Florence sur l'élévation constante de l'eau à 32 pieds dans les pompes, devine à l'instant la pesanteur de l'air. De même l'immortel Harvey, au simple aspect des valvules veineuses, devine la circulation du sang. Laissons, Messieurs, aux empiriques ce *doulx oreiller de l'ignorance et de l'incuriosité* dont parle le philosophe de notre belle Aquitaine. Lorsque nous observons le trouble d'une fonction, il ne nous est pas indifférent de remonter aussitôt, par la pensée, à l'instrument de cette fonction, de le voir à sa place comme s'il n'était couvert que d'un voile transparent, et de marquer au doigt l'endroit précis où doivent porter nos recherches et nos médications locales. Supprimez encore tout ce que nous savons sur les caractères extérieurs, la spécialité, la marche et les périodes des maladies, de quoi serions-nous capables? Ces procédés ingénieux de guérison, si familiers à la force vitale, pourrions-nous les aider, les imiter, si nous n'en possédions l'étude profonde? Lorsqu'on veut justifier le titre de *ministre de la nature*, il faut au moins en avoir reçu les confidences. Viennent ces maladies où la complaisance et la soumission envers la nature doivent se changer en révolte ouverte : si nous n'étions pas dépositaires des secrets de l'organisme, oserions-nous le soumettre à ces violentes perturbations *qui ramènent l'ordre au moyen du désordre*, et dont abusait le fougueux Van-Helmont? — Enfin, est-il assez favorisé pour avoir en main un spécifique, le médecin digne de ce nom l'utilisera avec ce discernement et cette opportunité qui sont les seuls gages du succès. Voyez l'empirique armé du même moyen! Dans son ignorance, il trouble les périodes et les crises, semblable à ce pilote insensé dont les manœuvres irréfléchies peuvent à tout instant compromettre ou ruiner son navire.

Ce n'est pas assez pour l'art de comprendre dans son arsenal toutes les productions étalées à la surface du globe ou enfouies dans ses profondeurs; il met encore à son service les agents les plus répandus de l'univers. — Dès sa naissance, l'homme est reçu dans un monde, dans un milieu admirablement préparé aux conditions de son existence. L'air fournit l'oxygène au besoin incessant, impérieux, de sa respiration. L'air, encore, en vertu de ses vibrations, transmet des sons à son oreille et donne un retentissement à sa voix. Otez ces vibrations atmosphériques, l'homme a une voix, mais elle ne peut franchir ses lèvres; il prête l'oreille, mais elle n'est frappée d'aucun son. Avec ses deux admirables organes de phonation et d'audition, supérieurs à tous les instruments connus de musique et d'acoustique, il est à la fois sourd et muet. La lumière, la chaleur, l'électricité, ne sont pas moins appropriées à l'exercice des facultés de la vie. Cette sublime concordance entre l'homme et l'univers démontre leur destination réciproque, et l'on se demande leur raison d'être, s'ils étaient séparés.— Si ces grands agents cosmiques sont devenus, hélas! des causes de maladies, l'art médical, par une heureuse compensation, les transforme en agents de guérison.

Dans nos ascensions aux pics les plus élevés des montagnes, nous avons tous éprouvé une oppression pleine d'anxiété; nos poumons s'agitent convulsivement sous l'impression d'un air raréfié, de même que le cœur de la fille chlorotique bondit tumultueusement au contact d'un sang appauvri. Profitant de cette observation, Pravaz condense l'air dans de vastes cloches où l'asthmatique vient puiser la fin de ses angoisses. Le Dr Salles-Girons apaise les poumons irrités en leur dosant, au moyen du goudron, l'oxygène de l'air. Les eaux minérales, pulvérisées par un appareil ingénieux, se mêlent à l'air inspiré, et vont déposer dans les canaux aériens une rosée bienfaisante. Parlerai-je de l'eau, cette substance si répandue sur le globe? Condensée en glace, liquide ou en vapeur, combien elle se prête, dans ces variétés de température et d'état, à nos besoins et à nos exigences! Combien de mères se sont réjouies, pour leurs enfants, de l'action fortifiante de l'eau froide, et surtout des bains de mer! Combien de maux se sont volatilisés en quelque sorte avec les bains de vapeur! — L'hydrothérapie, nouveau levier ajouté à la puissance de l'art, tour à tour excite, calme, révolutionne nos organes. Tantôt lancée en jets vigoureux, tantôt descendant en pluie, nappe ou cascade, tantôt alternant avec une rapidité horripilante ses températures les plus opposées, l'eau devient un véritable Protée qui distribue de mille façons le bénéfice de sa puissante et parfois sauvage énergie. — Enfin, l'électricité réclame une place importante dans le domaine de l'art, en venant au secours des maladies si nombreuses du système nerveux.

Jamais l'intervention du médecin n'est plus heureuse ni plus certaine que lorsqu'il a pénétré le secret des causes des maladies. Introduisez l'air dans un cachot, ventilez un hôpital, supprimez des bassins d'eaux croupissantes, et des maux jusque-là rebelles s'évanouissent comme par enchantement.

Il n'est aucun ressort de l'organisation qui échappe à l'attention du médecin et dont il ne s'empresse de profiter. Pour ces maladies écloses ou entretenues au foyer rongeur des passions et des chagrins, il dédaigne les agents physiques : sur l'âme seule il concentre sa sollicitude. C'est alors qu'il s'introduit en quelque sorte dans le cœur humain pour faire servir à son influence tous les genres de sentiments et de pensées.

Enfin l'art ne se borne pas à guérir; il fait mieux, il sait préserver : témoin la petite-vérole, ce fléau qui laissait après lui des infirmités incurables, lorsque ses coups n'étaient pas mortels. Un de vous, Messieurs, va bientôt nous entretenir de la glorieuse découverte de Jenner. La postérité ne tressera jamais assez de couronnes pour ce bienfaiteur de l'humanité.

De la grandeur de la science dérive la puissance de l'art. Si j'appelle la médecine une science, c'est parce qu'elle a fondé des dogmes et réuni des principes en un corps unitaire. Dans toutes les branches des connaissances humaines, la science établit les principes, l'art en fait l'application. Il y a de la science dans tous les arts, et réciproquement : la science du coloris, du dessin, existe pour le peintre, de même que la science musicale pour le musicien. Sans doute, la médecine diffère des sciences exactes qui impliquent la possibilité de formules algébriques et excluent la contingence, mais elle n'en mérite pas moins son titre. Son couronnement ou sa floraison, pour me servir de l'expression de Fielding, c'est l'art. Cette distinction en amène une autre : celle du savant et de l'artiste. Le pire savant est celui qui n'est pas artiste : on n'acquiert pas avec les livres cette portée télescopique de l'esprit qui consiste à tout observer, tout comprendre, tout saisir. Les règles de la poésie, dit Cabanis, ne font pas le poète, ni celles de la musique un bon musicien.

Placé en face d'une maladie, le médecin qui unit à la science le génie de l'art en distingue la spécialité, n'importe le masque insidieux sous lequel elle se cache. La maladie est-elle complexe ? il analyse avec habileté les éléments divers dont elle se compose ; souvent un trait fugitif lui suffira pour lui dévoiler une périodicité obscure ou l'apparition soudaine d'une complication grave :

> Un signe la découvre, un rien la fait paraître,
> Mais tout esprit n'a pas des yeux pour la connaître.

Le médecin dont la *vocation* a fécondé les fortes études embrasse d'un même coup d'œil les considérations d'âge, de tempérament, d'habitude, les forces apparentes ou réelles, le caractère de la constitution médicale régnante, sources diverses où il puise l'utilité et la sagesse de ses déterminations. Si deux maladies existent à la fois, il juge si la guérison de l'une entraînera la marche funeste de l'autre. Attentif au plus léger phénomène, d'où jaillit quelquefois l'inspiration la plus heureuse, il fait servir la vive pénétration de son esprit à dégager la cause du mal des obscurités qui trop souvent l'environnent. Il saisit avec sagacité l'opportunité d'agir (*occasio præceps*), le point délicat et le plus important de notre art. Qui ne s'émeut au souvenir de ces crises formidables où la vie du malade est tout entière entre nos mains ? Son salut ou sa perte dépend à la fois de la justesse et de la promptitude de notre décision.

On voit souvent le praticien habile toucher droit au but avec un moyen fort simple, dont le médecin qui n'est que savant ne songe pas le moins du monde à faire usage, bien qu'il l'ait certainement inscrit sur ses riches tablettes. Il ne suffit pas de posséder un bagage aussi respectable qu'imposant; l'essentiel est de savoir y puiser à propos.

D'autres fois encore le médecin qui s'inspire de l'art a le bon esprit d'abandonner les voies battues ou les ornières tracées, et son originalité, taxée de folie, sera justifiée par d'éclatants succès.

Laissez-moi vous citer un apologue du célèbre De Candolle :

« Un roi de Perse vient de mourir sans successeur. A qui appartiendra la couronne? A celui qui le premier verra se lever le soleil; ainsi l'ont décidé les satrapes. Le jour est indiqué, le rendez-vous est pris. Voyez tous ces satrapes, le cou tendu vers l'orient, et guettant la première apparition lumineuse! Un seul d'entre eux tourne le dos à la foule et tient les yeux fixés *sur le couchant*. C'est un fou, pense-t-on. Mais déjà le soleil s'approche, et, avant qu'on ait vu le disque enflammé sortir des ondes, un rayon a frappé les sommets des monts opposés qui ferment l'horizon. Celui qu'on appelait un fou a mérité le sceptre et l'empire. — Si l'histoire n'est pas vraie, elle renferme une signification utile. O vérité! que de fois, pour te voir, il faut tourner le dos à la foule! »

La culture des lettres et de la philosophie nous est indispensable. La médecine, à son tour, éclaire la philosophie sur la grande question de la solidarité qui existe entre l'intelligence et les troubles matériels ou fonctionnels de nos organes. Nous avons été menacés un instant de voir sacrifier aux sciences cette littérature latine dont Cicéron, Horace et Virgile nous offrent les parfaits modèles. Dieu merci! les belles-lettres ont bien vite repris le rang dont elles ne devraient jamais descendre. Où puiser ailleurs ces sentiments élevés, cette étude du cœur humain, cet art de convaincre et de bien dire dont nous avons si souvent besoin pour répandre le baume de l'espérance ou de la consolation sur les âmes abattues par la souffrance! Est-ce avec des formules banales que nous aborderons ces esprits subtils et délicats dont les classes distinguées abondent! Si l'on n'est pas orné de connaissances variées et étendues, comment inspirer cette confiance qui prépare le succès de nos insinuations et justifie la fermeté parfois impérieuse de nos conseils? Ici encore le médecin artiste, au cœur aussi chaleureux que l'âme, au langage aussi riche que le cœur, l'emportera sur la raison, presque toujours froide, et sur les paroles, presque toujours solennelles ou compassées, du médecin qui n'est que savant.

Tous les arts se tiennent par la main. Cette alliance est surtout intime pour les arts d'imitation : peinture, musique, poésie. Un de nos plus grands écrivains l'a dit avec raison : « Est-ce que Mozart n'est pas poète? Est-ce que Léonard de Vinci ne rappelle pas Platon? Est-ce qu'il n'y a pas du Démosthènes dans Michel-Ange! » — Imiter la nature, c'est, pour les beaux-arts, l'embellir ou l'idéaliser. Il n'en est pas ainsi de l'art médical. Ce n'est pas à l'imitation de la forme ou de l'expression qu'il s'applique; il laisse ce soin à l'art chirurgical dans ses efforts de restauration. Sa mission est plus grande, plus difficile aussi. C'est la nature elle-même, ce sont les actes si mystérieux de la vie qu'il cherche à imiter dans leurs procédés pour la guérison des maladies. Celui-là est artiste qui puise ses inspirations dans la connaissance la plus exacte possible des phénomènes vitaux et morbides, en sachant se mettre dans leur plus profonde intimité. *Il a reçu du ciel l'influence secrète*, ce médecin qui devine les souffrances et les besoins de la nature dans leurs nuances les plus délicates d'expression; il est né médecin, comme on naît poète, celui qui, tenant sur sa palette l'infinie variété des agents de guérison, sait marier, combiner, multiplier avec bonheur leurs effets, comme un peintre pour les couleurs, et surtout les appliquer avec justesse aux exigences si souvent compliquées de la maladie. Toujours agité par l'enthousiasme du vrai, du beau et du bien, il ne laissera pas arriver jusqu'à lui le souffle glacé du doute, de l'indifférence et du découragement. Son intrépidité grandit avec l'énergie de la lutte. Il sent ce feu sacré qui dicte les résolutions hardies dans les situations désespérées. Son ardeur l'entraîne invinciblement partout où l'appelle un danger à conjurer, une vie à défendre. Elle ne s'éteint, cette ardeur, que lorsque son cœur cesse de battre ou sa tête de penser; il emporte dans la tombe cette qualité indéfinissable qui servit à ses succès ou à sa gloire.

J.-J. Rousseau avait sans doute rencontré le vrai médecin le jour où

Bernardin de Saint-Pierre reçut la confidence de ses regrets au sujet de la page si souvent citée de son *Émile*. D'ailleurs, pourquoi demander au médecin ce type de perfection idéale qu'on chercherait vainement dans toute chose humaine! La nature, fertile et variée dans ses dons, ne les prodigue pas tous à la fois. Tel qui brille par la finesse de l'esprit le cède à un autre pour le talent d'exploration par les sens. Ici, les aperçus délicats de l'analyse; ailleurs, ce coup d'œil de rapide synthèse qui réunit et domine à la fois tous les éléments du problème. Si les facultés d'esprit sont diverses, la vérité scientifique est toujours une; elle ne cesse de l'être que pour ceux qui ne sont pas illuminés de tous les rayons de sa clarté. Notre science renferme dans ses profondeurs la solution de ses énigmes : les vérités qu'elle nous découvre successivement, en récompense de nos efforts, semblent naître les unes des autres par une sorte de génération. L'avenir est toujours ouvert à de nouvelles conquêtes! Mais à Dieu ne plaise que je me fasse illusion sur les difficultés insolites dont notre route est semée! Elles tiennent à cette variabilité des phénomènes de la vie, inhérente elle-même à la variété infinie de nos organisations. Dans son heureuse prévoyance, la science nous a pourtant tracé des principes à l'égard de cette contingence qui n'en sera pas moins le sujet banal, éternel, de la verve satirique des écrivains et des brocards frivoles des salons. Quel contraste! Comme si les phénomènes de la vie changeaient en la confiant à des mains indignes, les prévenances, la vogue même sont accordées sans mesure ni réticence aux faux systèmes et aux fausses théories :

Dat veniam corvis, vexat censura columbas.

La grande et véritable science, œuvre de tant de siècles, honneur de l'esprit humain, finit toujours par recueillir dans son sein ces victimes de l'erreur et du mensonge; elle panse leurs blessures, s'il n'est plus temps, hélas! de les guérir. Si ces transfuges d'un jour avaient voulu fortifier leur foi en la réalité et la puissance de notre art, ils auraient dû jeter un simple aperçu sur les maladies innombrables qui assiégent l'homme, ce vice-roi et cet esclave de la création. Pour lui, tout est embûches ou péril. Les trois règnes de la nature, qu'il exploite au profit de ses besoins ou de son luxe; les évolutions orageuses de l'enfance et de la puberté; chez la femme, l'accomplissement des fonctions dévolues à son rôle sublime, toutes ces conditions de l'existence humaine contiennent des germes nombreux de danger et de mort. Notre art oppose à cette prodigieuse variété de maux une variété non moins prodigieuse de secours efficaces.

Et l'on dédaignerait ce magnifique et consolant inventaire de notre puissance, pour ouvrir seulement les yeux sur ces maladies qui rachètent l'exiguité de leur nombre par la multiplicité de leurs victimes! Insensible à nos succès pour toute autre infortune, celui qui nous demande en vain la conservation de ses jours maudit la science qui connaît si bien son mal sans pouvoir le guérir. Dans son désespoir, oublieux des grandes lois établies pour l'harmonie de l'univers, il s'indigne, comme si notre art avait reçu lui seul, parmi les autres, le privilége divin des succès sans limites. L'astronome sait calculer les rapports et les distances des astres dans leurs révolutions orbitaires; exige-t-on qu'il en modifie le cours éternel? C'est en vain que, pour les maladies implacables, nous avons demandé des ressources à la physique et à la chimie; qui songe à gourmander de leur impuissance les physiciens et les chimistes? Et encore, est-il vrai que nos efforts soient tout à fait stériles dans les maladies les plus funestes? Combien de phthisies étouffées dans leur germe, arrêtées ou suspendues dans leur cours! Dans la fièvre typhoïde, nos succès balancent presque nos défaites. La vie n'est-elle pas défendue efficacement contre les cancers externes, s'ils sont livrés de bonne heure à nos remèdes ou aux procédés de la chirurgie? L'angine couenneuse, ce nouveau fléau, effroi des populations, nous possédons les moyens de la vaincre, lorsque nous ne sommes pas appelés trop tard.

Trop tard! Combien de calamités renferment ces deux mots! Ils expriment cette fatale incurie qui brise nos armes, même pour nos plus faciles victoires. On ne vient à nous qu'après avoir perdu un temps précieux au profit des Esculapes de carrefour et des négations les plus étranges de toute intelligence. Malgré les progrès de la civilisation, l'homme semble destiné à traîner une éternelle enfance quand il s'agit des intérêts de sa santé. N'avons-nous rien à nous reprocher à l'égard de ces systèmes mensongers où le sophisme, habilement déguisé, est plus dangereux dans ses perfides amorces que la franche laideur de l'ignorance? La fausse science nous suit, comme l'ombre suit ceux qui marchent au soleil. Il faut la démasquer et la combattre partout où elle se montre. Qu'elle ne déploie pas impunément son arrogance devant la dignité modeste de notre attitude. Voyez la tulipe et l'épi ! dit un auteur sacré. L'inutile fleur est orgueilleuse et droite, *quia vana;* la grappe du froment est humblement penchée, *quia plena.* Pour convier la foule à l'estime et au respect, il suffira d'écarter le voile trop longtemps abaissé sur l'arche sainte de la doctrine, en vulgarisant les vérités qui font la base de l'édifice de l'art salutaire. Les assises de cet édifice montent graduellement, cimentées par les progrès que chaque siècle ajoute aux connaissances humaines, sans que nous puissions espérer son couronnement final, car ce serait l'immortalité sur une terre où nous ne faisons que passer.

www.ingramcontent.com/pod-product-compliance
Lightning Source LLC
LaVergne TN
LVHW012015170826
845678LV00004BA/1506

* 9 7 8 2 3 2 9 6 2 6 7 1 0 *